MUNAY KI

TE AMO. Se tu mismo

Purificación del Valle González Ruiz

MUNAY KI.

"TE AMO"

¡Sé tú mismo!

MUNAY KI

"LA CAPACIDAD DE SENTIR Y DE AMAR"
ES LA VOLUNTAD QUE MOVILIZA TODA ACCIÓN.

"SÉ COMO TÚ ERES".
SÉ TÚ MISMO!

DESPERTANDO EL MUNAY QUE TODOS LLEVAMOS DENTRO.

INTRODUCCIÓN

El Munay ki contiene códigos sagrados del nuevo ser humano El Munay ki, contiene los códigos del nuevo ser humano, del que hablan las profecías de las américas, el que vive libre de miedos y reside en su naturaleza trascendental.

Los códigos se entregan como transmisiones energéticas o semillas y es tarea de cada uno, germinarlas y aplicarlas a la vida. Los ritos se fundan en la comunicación con el todo, la fuente de la vida y el amor. Al recibir los ritos nuestros chakras se "limpian" liberándose de las huellas del pasado y comienzan a irradiar cada uno, su luz original; su propia vibración y así adquirimos "el cuerpo del arco iris".

Mediante ellos pasamos a ser guardianes de la tierra, al cuidado del tiempo por venir y de las generaciones futuras. El "Munay ki" es un sistema energético creado por alberto villoldo, inspirado en las tradiciones de las antiguas sabidurías de las américas en concreto del pueblo q'eros descendientes de los incas. Consta de 9 ritos de iniciación, que contienen los códigos energéticos.

Estos códigos son transmitidos a nuestro campo aurico y centros energéticos en forma de semilla que nos comprometemos a hacer germinar simbólicamente, con el calor del fuego, la fuerza del gran espírito: la meditación y el amor. Para convertirnos así, en un nuevo ser humano dando el salto cuantico de homos sapiens a homus luminoso.

Transformándonos en personas más sencillas, poseedoras de sabiduría y poder, que viven a través de una constante comunicación con la naturaleza, conectados con la fuente protectora del universo.

BREVE HISTORIA DEL MUNAY KI

El Munay Ki es un sistema de iniciaciones chamánicas que tiene sus raíces en las tradiciones ancestrales de los pueblos indígenas de los Andes, específicamente en la región que abarca Perú, Bolivia, Ecuador y Colombia. La palabra "Munay" proviene del idioma quechua y se traduce aproximadamente como "amor" o "voluntad", mientras que "Ki" es una palabra que proviene de la tradición japonesa y se refiere a la energía vital que fluye en todos los seres.

La transmisión del Munay Ki a las culturas occidentales se atribuye a Alberto Villoldo, un antropólogo y psicólogo clínico que ha trabajado extensamente con chamanes de los Andes y de otras partes del mundo.

En su búsqueda de comprender y preservar las antiguas prácticas chamánicas, Villoldo se convirtió en un puente entre las tradiciones indígenas y el mundo moderno.

Alberto Villoldo, junto con otros colaboradores, adaptó y organizó las nueve iniciativas del Munay Ki para que fueran accesibles a personas de diversas culturas y creencias espirituales.

Su objetivo era compartir estas enseñanzas como una forma de ayudar a las personas a despertar y expandir su conciencia, así como a sanar y transformar sus vidas.

El Munay Ki ha encontrado resonancia en personas de todo el mundo que buscan una conexión más profunda con la naturaleza, con su ser interior y con el universo en su conjunto.

Las iniciaciones del Munay Ki son consideradas como una forma de activar y fortalecer la energía vital de una persona, permitiéndole así caminar por la vida con mayor claridad, amor y propósito.

A medida que estas enseñanzas se han difundido, han dado lugar a comunidades globales de practicantes del Munay Ki, cada uno contribuyendo a su manera a la expansión y evolución de este camino espiritual. El Munay Ki representa una síntesis única de sabiduría ancestral y comprensiones contemporáneas, proporcionando una valiosa herramienta para el crecimiento personal y espiritual en el mundo moderno.

Mediante la danza, el sonido del tambor, los cánticos y la meditación vamos a despertar y hacer crecer esa semilla recibida en la iniciación.

En definitiva mediante nuestro compromiso y coherencia con la vida y con nosotros mismos.

Munay-Ki son los Ritos del Camino del Shaman de la nacin Q'ero, descendientes de los Inca, gente indígena de las montañas sagradas de los Andes en

Perú.

Por tradición, uno debe pasar muchos años en estudio sagrado antes, y durante el recibimiento de estos Ritos de Iniciación.

Los Consejeros creen que estamos en un punto crítico de la historia de la humanidad, y que estos Ritos deben ser dados a conocer a todos por igual.

¿QUÉ ES UN CHAMAN?

Un chaman ese hombre sabio que cuida el de su tribu. Si nos remontamos a la prehistoria, donde la medicina aun no estaba vigente

En la antiguedad los chamanes controlaban el equilibrio ecológico necesario para la supervivencia de la tribu, restringiendo la caza si los recursos estaban siendo sobre explotados.

Un Chamán puede ser iniciado o a través de una enfermedad grave o una experiencia cercana a la muerte, o simplemente seguir a la llamada, donde el Chaman es el médico de la tribu, el sacerdote, lo es todo.

Todas las culturas y tradiciones tenían su chaman, las que mas conocemos son las que llegan de los Mayas, Aztecas, los Lakotas en América del norte y también los Yupik que conocemos normalmente como esquimales o Mongoles

En la cosmovisión andina se les conoce como Laikas.

Se creía que habían desaparecido durante la conquista, pero se refugiaron en las altas montañas y a partir del nuevo milenio han salido para ofrecer su sabiduría y ayudar a sobrellevar los grandes cambios que tenemos que afrontar.

Un chaman ofrece su sabiduría y enseñanzas que ayuda a transformar la realidad y ofrecernos la luz que necesitamos para ver un mundo mejor.

Un Chaman es un hombre o una mujer que trabaja con su propia energía, con las de la naturaleza y en relación con otros seres.

El chaman es el hombre sabio, que guarda la sabiduría ancestral de los abuelos, tiene innato el poder sanador y lo transmite desde el amor.

El Chaman es esto y mucho más, es el que conoce a su gente, porque la ha visto crecer, conoce su sentir, ama la naturaleza, vibra con ella, conoce el lenguaje del Sol, de la Luna, de las estrellas, de los ríos de las montañas, del viento.

Las enseñanzas que nos ofrecen para "Soñar y hacer realidad un Nuevo Mundo" son conocidas como Las Cuatro Revelaciones.

Aplicándolas en nuestra vida, podemos desarrollar el campo de energía luminosa de los ángeles para convertirnos en Guardianes de la Tierra.

MI EXPERIENCIA PERSONAL Y CÓMO DESCUBRÍ EL MUNAY KI

Al finalizar mi doctorado en filosofia, tuve la oportunidad de elbaorar una tesis sobre el aborigen americano.

Fue para mí un descubrimiento maravilloso, de todas estas culturas ancestrales.

Y más aún las que por supervivencia tuvieron a esconderse en las altas montañas durante miles de años y ahora comenzaron a manifestarse con un legado.

A través de las ceremonias y rituales, experimenté la intensidad de las energías que fluían a través de mí, sanando y empoderando cada fibra de mi ser. Descubre que el Munay Ki no es solo una práctica, sino una forma de vida, una puerta hacia la autenticidad y la plenitud.

Hoy, al compartir esta narrativa contigo, siento la gratitud por el Munay Ki y por aquellos que lo preservaron a lo largo de los siglos. Es mi deseo que estas palabras sirvan como un eco de la magia que encontré en este camino, y que inspiren a otros a explorar las profundidades de su propia transformación a través del Munay Ki.

CUÁL ES EL PROPÓSITO DE ESTA FILOSOFÍA?

Mi "transformación interna"

Nos ayuda a aumentar el flujo de la energía que recorre todo tu cuerpo a través de los chakras.

El caudal de energía es tan fuerte que todo tu cuerpo se reajusta produciéndose la armonización y equilibrio energético y con ello la sanación mucho más fuerte para ti y para los demás.

También estarás más protegido de las influencias negativas y la energía del exterior, con las bandas energéticas de protección.

VAMOS A PROTEGERNOS EN LOS TRES NIVELES.

Nivel Emocional Habrá Más Equilibrio, Sentirás Más Amor Para Ti Mismo Y Para Los Demás.

Nivel Mental, Te Hará Sentir Mayor Paz Y Claridad Mental. Más Paciente, Tolerante Y Comprensivo.

A Nivel Mental-Espiritual, Es Un Salto Cuántico En El Desarrollo De Tu Camino.

Por El Aumento Que Se Produce En Tu Vibración, Las Percepciones Y Las Creencias, Nos Ayudan A Tomar Consciencia De Ella Y Ponerlas A Nuestro Servicio.

Ahora La Gracia Y El Poder Que Recibimos Actúan En Nosotros Y En Toda La Humanidad. Los Guardianes De La Tierra Poseen Un Infinito Campo De Energia Que Nos Ayuda En Nuestra Sanación.

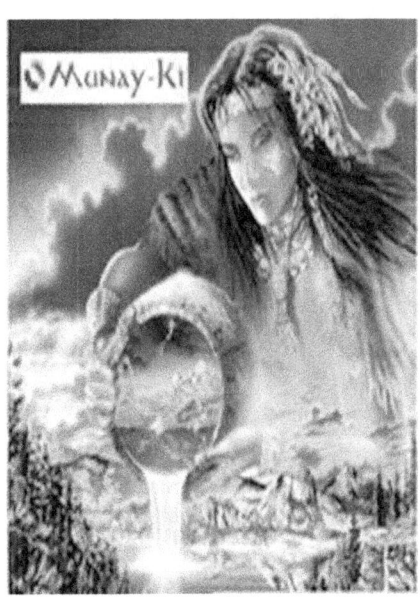

El Munay Ki no se limita a prácticas espirituales aisladas, sino que promueve la integración de la espiritualidad en todos los aspectos de la vida cotidiana.

Facilita la vivencia de la espiritualidad en las interacciones, decisiones y actividades diarias.

APERTURA DEL ESPACIO SAGRADO.

Abrimos el espacio sagrado con palo santo, tambor danza en conexión con la Pacha-mama, madre Tierra .

Podemos saludar con la forma breve a las 4 direcciones.
A los vientos del sur sachamama, la serpiente.
A los vientos de oeste jaguar.
A los vientos del norte, el gran colibrí.
A los vientos de este aguila.
Abajo la pachamama.
Arriba Padre cielo gran Espiritu wakan tanka. inti tayta.
Centro del universo tú como "inti - wiracocha"

SALUDAMOS A LAS 4 DIRECCIONES

Cada Mañana Al Levantarte, Abre Tu Conexion Con Los 4 Vientos, En Agradecimiento Por Un Nuevo Dia. Es Una Tradicción Del Altiplano, De Los Incas Que Se Fue Extendiendo Por Todas Las Culturas Quechuas. Dando Gracias A Intytaita Por El Nuevo Día.

VIENTOS DEL SUR.
Hatun serpiente, sachamama, gran serpiente, ven y envuélvenos en tus círculos de luz y amor. abre

este espacio sagrado para mí y mis hermanos, y haz de este espacio un lugar de amor y cambio; ven y enséñanos a despojarnos del pasado del mismo modo que te despojas de tu piel; ven y enséñanos las maneras del cambio y a caminar con impecabilidad y suavidad sobre la tierra. enséñanos el camino de la belleza. ahó.

A LOS VIENTOS DEL OESTE.

hatun puma, otorongo, gran jaguar, madre jaguar, ven y abre este espacio de medicina para mí y mis hermanos, rodeanos con tu fuerza, haz de este espacio un lugar sagrado de amor y cambio. ven y enséñanos el camino de la paz, a vivir impecablemente, sin adversarios, a ser guerreros luminosos. ven y enséñanos a caminar sin dejar huellas sobre la tierra y la nieve. muéstranos el camino más allá de la muerte. ahó.

A LOS VIENTOS DEL NORTE.

gran colibrí, siwer qenti, tú que atraviesas continentes y huracanes sin perder un ápice de tu belleza, abre este espacio de medicina para mí y mis hermanos, haz de este espacio un lugar de amor y cambio, enséñanos a chupar del néctar de la vida.

A los pampa mesayok, alto mesayok, kurak akuyak, abuelos, abuelas, ancianos de los días que pasaron y pasarán, a nuestros antepasados, vengan, calienten sus manos en este fuego, y hagan de este espacio un lugar sagrado; vengan y susurren nos con el viento lo que necesitamos oír.

los honramos a vosotros, que habéis venido **antes que nosotros, y a vosotros, que vendréis después que nosotros, hijos de nuestros hijos. ahó.**

A LOS VIENTOS DEL ESTE.

hatun kuntur, gran cóndor de los andes, gran águila, vengan a nosotros desde el lugar del sol naciente, ustedes que son los primeros en ver el sol naciente y portan los mensajes de dios, vengan y abran este espacio medicinal para mí y mis hermanos. mostradnos las montañas que solo osamos soñar desde acá abajo. hagan de este espacio un lugar de amor y de cambio, y dadnos su visión más alta de la vida y los problemas. enseñadnos a volar, ala con ala con el gran espíritu. ahó.

LA PACHAMAMA.

Madre tierra, madre hermosa, nos reunimos en tu nombre para pedir sanación para tus hijos, abre este espacio de medicina para mí y mis hermanos, tu que nos tienes pegados a ti por la fuerza de tu amor, te damos las gracias por todas nuestras relaciones, por el pueblo de las piedras, por el pueblo de las plantas, los de cuatro patas, los de dos patas, los que se arrastran por el suelo. los que tienen aletas, los que tienen pelaje y los que tienen alas. todos nuestros parientes. ven y transforma en abono beneficioso la energía que te enviaremos. ahó.

INTITAYTA, PADRE SOL,

Mamaquilla, abuela luna, a las naciones de las estrellas, gran espíritu, tú que eres conocido por mil nombres.

Os invocamos que abrais este espacio de amor y cambio para mí y mis hermanos, haciéndonos uno con el universo.

Te agradecemos por reunirnos y por enseñarnos a entonar la canción de la vida para poder llevar cada día una vida más plena y feliz. **ahó! ahó!**

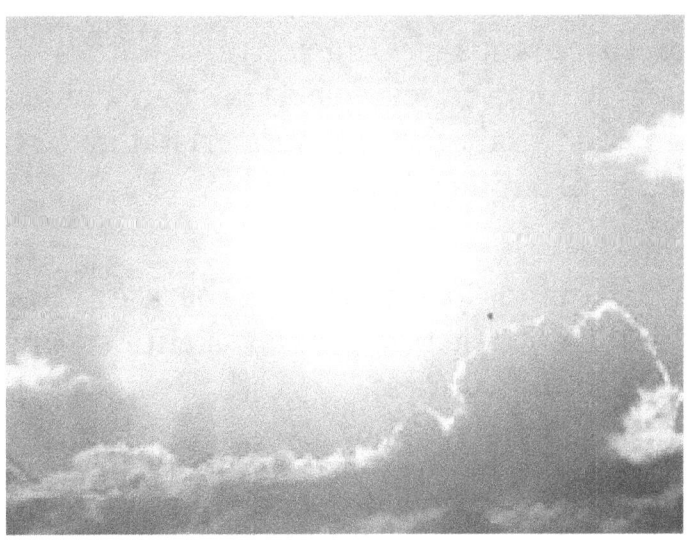

APERTURA DE WIRACOCHA

Antes de iniciar cada rito realizaremos la apertura del Wiracocha.

¡¡Abrimos el espacio sagrado personal!! y luego de nuestro protegido o persona que está en nuestras manos para recibir la iniciacion.

Antes de cada rito, abre tu propio wiracocha y luego abre la wiracocha de tu protegido¡!

Junta tus manos en oracion a la altura de tu corazón, y toma conciencia de la esfera dorada por encima de tu cabeza y la esfera cristalina (estrella de la tierra) por debajo de tus pies.

Alza tus manos por sobre la cabeza e introduce tus dedos en la esfera dorada, siente su energia durante unos instantes.

Abre tus brazos y gira las manos hacia afuera y expande la luz dorada por todo el cuerpo.

Lleva las manos hacia los costados y apuntando hacia la tierra siente como la energia ingresa a traves de la estrella de la tierra, por dejabo de tus pies.

Junta tus dedos medios apuntando hacia abajo.

(hacia la tierra) y trae tus manos recorriendo hacia arrib hasta el centro de tu corazon, atrayendo la energia a traves de cada chacra, creando una forma toroidal cerrando el espacio sagrado.

Por último, cerramos wiracocha.

RITUAL DE FUEGO

Durante el tiempo que se dan las Iniciaciones también se trabaja con el ritual del fuego donde uno alimenta las semillas junto con las intenciones.

Cada uno realizará una lista de todo aquello que le impida avanzar para quemarlas en el fuego y sus cenizas entregárselas a la madre tierra, para que las transmute en ofrenda agradable a los dioses y al Gran Espíritu.

Niki tai tai tai eiuai

Oro niki oroniki eiei eiuai

ehiei ehiei ehiei

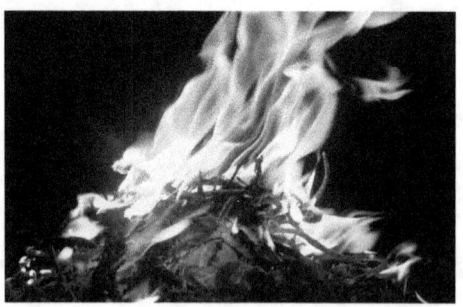

Niki tai tai tai eiuai

Oro niki oroniki eiei eiuai

ehiei ehiei ehiei.

REALIZACIÓN DE LOS RITOS.

Los ritos se pueden dar en cualquier orden, pero es costumbre empezar con **los Ritos Fundamentales**:

RITOS FUNDAMENTALES

1. **Rito del Sanador**. te reconecta con el linaje de los hampe. hombres de medicina que te ayudan en la sanación.

2. **Bandas de Poder, qu**e representan los elementos de la naturaleza. agua, tierra, fuego, aire.

3. **Rito de Armonización**. donde se reciben los 7 arquetipos uno para cada chakra.

4. **Rito del Profeta:** se instalan los filamentos de luz que lo conectan con el mundo invisible.

LOS RITOS DE LINAJE:

5. **Rito del guardian del dia.**

6. **Guardian de la sabiduría.**

y finalmente los **ritos para llegar:**

7. **Guardián de las estrellas.**

8. **Guardian de la noche.**

9. **Rito del creador.**

Con cada rito estás transmitiendo semillas al cuerpo energético.

La semilla necesita ser cultivada para crecer. primero recibirás la transmisión de energía y luego seguirá la comprensión a medida que las semillas crezcan. no es necesario comprender inmediatamente en el acto de transmisión.

Estás ajustando tu cuerpo en un cuerpo de luz, que no necesita ser analizado por la mente.

Ahora estás entrando al mundo de la magia y el misterio.

CANALIZACIÓN QUÉ ES?

CÓMO ABRIR EL CANAL DE LA PERCEPCIÓN?
EJERCICIO:

Cierra tus ojos al mundo, abre los ojos de tu corazón y conecta con la naturaleza, tan solo unos momentos, forma parta de ella, siéntela en tu cuerpo, en la planta de tus pies, siente la textura de la tierra, el sonido del viento, la frescura del campo, el trinar de los pájaros, el agua cristalina que baja de la montaña…

Sumérgete en la naturaleza, deja que tu espíritu se libere y fluya mediante el sonido de tu voz.

date permiso a sentir, a vivir ese momento, tan solo unos minutos al día y notarás el cambio, tu cambio, ese cambio que surge desde dentro, desde tu ser, de tu fuente, desde tu corazón.

"La tierra es nuestra madre

debemos cuidarla

La tierra es nuestra madre debemos amarla.

Nazca la vida nuestra tierra es sagrada"

Oh gran Espriritu

o chenelle, ochenelle ateno

makilla io, io, iooo.

DESPACHO ANDINO: MISHA
RITUALES DE PROSPERIDAD CHAMÁNICA

Reconocer y darle valor a tu dinero, tu tiempo, tus dones...

Primero dale ofrendas a la Madre tierra: Llevale un sustento, una galleta, algo dulce, monedas. (el dinero lo entierras o se lo das a otra persona que necesite).

Desde ese momento la reconoces, le has dado sustento y estás plantando abundancia en tu vida, en todos los planos.

Cada ofrenda te irá dando plenitud, poder y valía personal.

No es recurrir a la tierra para pedir que te resuelva un problema, es una ofrenda.

Cada pago que hagas no es un pago sino una ofrenda por el valor de lo que recibes, lo agradeces.

Úsalo para liberar deudas. cada deuda que tengas por algo que no has hecho, te hace sentir culpable.

Paga con la intención de cancerlar la deuda. se coherente.

Ritual a la madre tierra

Despacho chamanico.

Bendicion de las hojas de laurel.

Abundacncia y prosperidad.

Pedirle a la madre tierra que endulce nuestra vida. (azúcar)

Ritual de gratitud.-

Ritual del amor.-

Ritual para atraer clientes.

CANTOS CANALIZADOS

Despiertan la consciencia de la persona.

Nacen del corazón.

Son canalizados:

Weia weiaweia weiaeee.

Imitar sonidos de pájaros.

Diferentes sonidos.

Al gran Espíritu: ochenelle, ochenelle, ateno maquila io

Al sol, inti tayta en cheroky wende shaho, tierra es mi sangre, tamborcito, tamborcito...

Madre te siento bajo mis pies...sientos los latidos de tu corazón... eia mama eia eia e... eia mama eia eia eia e..

CANTOS QUE ACTIVAN LA VIBRACIÓN:

eia eia, eia eia ia, eia eia, eia ei ia

eia eia, eia eia ia, eia eia, eia ei ia

eia eia, eia eia ia, eia eia, eia ei ia.

Este sonido aunque parece simple, es muy liberador, te conecta con las raices de la tierra, con la pachamama, te sientes parte de ella y vibras con ella.

MATERIAL PARA REALIZAR LOS RITUALES

Las plumas, yo las utilizo para limpiar la energía densa que nos bloquea y nos impide realizar nuestro proyecto de vida y Amor que hemos venido a manifestar en esta realidad.

Una vincha (una tela) para aquietar los pensamientos que se cruzan por mi mente: De miedos, de valoración, de no ser capaz, de no poder.

La tela de lana es una Misha que utilizo para la sanación y para iniciarlos en este camino.

Una tela verde es para trabajar con el universo propio creando otra realidad.

También podemos utilizarla para **darle fuerza a un proyecto** que uno quiere potenciar. Para sanar a una persona.

Esta tela está dividida en 4 cuadrantes: físico, material, espiritual y el más allá.

La maraca para cambiar la energía y crear una energía que trabaje a mi favor manifestando otra realidad.

Cada participante puede traer una bolsa o una tela que puedan atar o ceñir para que allí guarden plantas medicinales y cristales de cuarzo para la sanación.

Las plantas medicinales, que más utilizo son ruda, lavanda, laurel, romero, tomillo, sándallo y otras plantas aromáticas.

Una manta para acostarse en el suelo y una tela blanca para taparlos cuando ya reciben la sanación.

Pueden traer palo santo o esencias de lavanda, incienso, mirra, sándalo, estorake y otros.

Velas o velones, no hacen falta que sean grandes.

Algún instrumento, el que tengan para percusión.

Si tienen alguna pluma, si no buscaremos hierbas y hacemos un ramo para limpiar las energías de la otra persona.

Un hilo para atar las hierba de las plantas aromaticas.

1 cuaderno y un boligrafo

Un poco de frutas chuches, maiz, arroz. lenteja para hacer la ofrenda a la madre tierra.

Un cinturón de tela para ceñirse la cintura como bandas protectoras, que son las que impiden que cualquier energía entre en nosotros.

Las piedras o kuyas (kushas) también son para sanación y las coloco sobre los principales centros energéticos: Chakra cardiaco. Plexo solar. Tan tien y Tercer ojo. A la vez que pronuncio las palabras de sanación: Limpia y purifica. transforma, sana y libera.

Ahó! Ahó! Ahó!

Hecho Está!

LOS 4 ELEMENTOS

AGUA

Trabajaremos la magia de los 4 elementos.

Un vaso de agua para ritualizarla.

Con ese agua les echo en la cabeza cuando los inicio en ese ritual.

TIERRA

Un recipiente donde puedan colocar un poco de tierra.

Traer ropa para danzar y estar cómodos.

Conectar a Tierra mediante el Chakra raiz.

FUEGO

Si no Podemos hacer una hoguera,podemos utilizar unas velas para simbolizar el fuego.
El Ritual de Fuego cambia nuestras vibraciones y percepciones.
Nos permitimos disfrutar de esa luz maravillosa y el sonido envolvente del tambor.
El Fuego nos quema y transmuta las energías.

Repetimos El Mantra: Oroniki, Oroniki, Oroniki

ei, ei, ei, iuai!!

Ahora cogemos el fuego y alimentamos la Semilla a la altura del Tantien.

A La Vez Que Acariciamos La Zona, Sentimos Como Esa Energia Va Creciendo Y Llamamos A Los Hampes Para Que Vengan A Darnos Su Fuerza Y Su Medicina.

AIRE

Aire Es Mi Aliento. Fuego Mi Espíritu.

NUEVE RITOS DEL MUNAY-KI

Munay-Ki son los Ritos del Camino del Shaman de la nación Q'ero, descendientes de los Inca, gente indígena de las montañas sagradas de los Andes en Perú.

Por tradición, uno debe pasar muchos años en estudio

sagrado antes de, y durante el recibimiento de estos Ritos de Iniciación.

Los Consejeros creen que estamos en un punto crítico en la historia de la humanidad, y que estos Ritos deben ser transmitidos a la mayor cantidad posible de personas.

Las profecías de los antiguos Americas cuentan de la aparición de un nuevo humano en el planeta - uno que vive libre de miedos y reside en su naturaleza trascendente.

Munay-Ki son los códigos para el nuevo humano.

Se entregan mediante una transmisión energética.

El noveno rito, el 'Rito Creador' fue transmitido por primera vez en el verano de 2006 en las Montañas Sagradas de los Andes.

Las nueve iniciaciones del Munay-Ki solamente han estado a disposición de los guardianes de la alta sabiduría America hasta hace muy poco.

Estos Ritos son el próximo paso en la evolución de la humanidad; para realinear y sintonizar nuestras vías neurológicas, y verdaderamente provocar un cambio de conciencia.

Esencialmente, los Ritos de Iniciación nos otorga el poder de enfrentar la labor de asumir el cuidado de la Tierra y de toda la creación.

Se espera que estos Ritos sean transmitidos a la mayor cantidad de personas como sea posible.

Una Vez Que Hayas Recibido Los Nueve Ritos, Se Pide Que Los Trasmitas A Otros.

De acuerdo a la profecía, entonces seremos testigos del nacimiento de una nueva forma de humano en el planeta, y del amanecer de una nueva civilización.

Nosotros somos Aquellos que hemos estado esperando. Historia: Alberto Villoldo.

PRIMER RITO DEL SANADOR O DEL HAMPE.

Explicación del rito del sanador o **"rito hampe":**

Hampe son seres luminosos del altiplano.

En el rito del sanador, el iniciado se conecta a un linaje de seres luminosos del pasado, los

PURIFICACION DEL VALLE GONZÁLEZ RUIZ

guardianes de la tieerra, quienes vienen a ayudarle en su sanación personal.

Este linaje nos ayudará a transformarnos en seres de luz.

Trabajaremos como sanadores en nosotros a través de nuestras meditaciones y mientras dormimos, nuestro hampe, trabajará por nosotros, sanando las heridas de nuestro pasado y las de nuestros ancestros.

Activa El Poder De La Sanación En Las Manos Del Iniciado, Para Que Cada Persona Que Toca Sea Bendecida.

Abrir Y Cerrar Wiracocha. (El Rito Es Igual Al De Apertura De Viracocha, Pero En Sentido Contrario) Cantos Para Interiorizar El Rito

Ochenelle... Ochenelle, Ateno Maquillaio...

Aquí En La Casa De Mis Abuelos,

Voy Recordando, Voy Recordando... (2 Veces)

La medicina viene bajando. (se repite 2 veces)

La Medicina De Mis Abuelos Viene Banjando.

Cerrar Wiracocha. (El Rito Es Igual Al De Apertura De Wiracocha, Pero En Sentido Contrario)

EL RITO DE ARMONZACIÓN

En este Rito, el iniciado se prepara para armonizar sus chakras.

En el primer chakra
Recibe el arquetipo de la serpiente;
El jaguar en el segundo;
El picaflor en el tercero;
En el cuarto el águila.
Luego, tres "arcángeles" en los tres chakras superiores.
Huáscar Inka, el cuidador del mundo inferior
y **el inconsciente se transmite al quinto chakr**a...

Quetzalcoatl, la serpiente emplumada Dios de los Americas, y cuidador del mundo del medio (nuestro mundo de vigilia) **se instala en el sexto chakra; y Pachakuti**, el protector del mundo superior (nuestra supraconciencia) y cuidador del tiempo venidero, **se transmite al séptimo chakra.**

Estos arquetipos se transmiten a tus chakras en forma de semillas.
Estas semillas germinan con fuego, y tienes que hacer varias meditaciones con el fuego para despertarlas y ayudarlas a crecer.

Luego, ellas ayudan a quemar los restos psíquicos acumulados en tus chakras, para que puedan brillar con su luz original mientras tú adquieres un cuerpo de arco iris. Este rito ayuda a despojarte del pasado como la serpiente despoja su piel.

SEGUNDO RITO BANDAS DE PODER.

ESTE RITO CONSISTE EN LOS CINCO ELEMENTO LA TIERRA, EL AGUA, EL FUEGIO Y EL PODER

Consiste de 5 bandas energéticas que, al ser instaladas en nuestra aura funcionan como filtros y convierten cualquier energía negativa que se atraviese en nuestro camino en energía de luz, que nos alimente en lugar de intoxicarnos o enfermarnos.

Cada banda representa a un elemento de la naturaleza:

La Tierra,

El Agua,

El Fuego,

El Aire y la luz.

Una vez instaladas, las bandas de poder siempre quedan activas o "encendidas", y las energías negativas rebotan en ellas.

Una vez instaladas, las bandas de poder siempre quedan activas o "encendidas", y las energías negativas rebotan en ellas.

estas bandas nos proveen de una protección esencial.

Cantos:

Tierra es mi cuerpo

vengo a ofrecer mi corazón

en espiral y hacia el centro.

Al finalizar cerramos el espacio sagrado:

Damos las gracias al viento del sur, a la hermana serpiente.

Que me envuelve de líquido, suavemente, alrededor mió. como suele cambiar de piel, cada vez de nuevo, me ayuda a dejar el pasado atrás mió.

ella me enseña a seguir mi sendero de amor y me guía en el sendero de la belleza interior.

Damos la gracia al viento del oeste, a la madre jaguar.

Quien protege mi espacio medicinal y me muestra el camino de la suavidad y de la paz.

Quien me enseña a vivir sin angustia, lleno de desposesiones.

Y quien me muestra el camino mas allá del miedo, mas allá de la muerte.

Damos la gracia al norte, al hermano colibrí, saludos a los abuelos, abuelas y antepasados.

Quienes vienen a mi, y se calientan sus manos en el fuego, yo respeto todos los seres con los que he vivido, y toda mi descendencia que vivirá en un futuro.

Damos la gracia al viento del oeste, a la gran águila, cóndor.

Quien viene a mí desde su lugar tranquilo, cerca del sol naciente.

Quien me muestra las alturas, en donde solo me atrevo a soñar.

Quien me enseña a volar, aleteo por aleteo, conectado con la gran fuerza del espíritu.

Damos la gracia a la madre tierra.

Quien ve que nos hemos reunidos para sanar a sus hijos, a los minerales, vegetales, los animales de cuatro

TERCER RITO

DE ARMONIZACION

EL CUARTO RITO DEL PROFETA.

Iniciación al Cuarto Rito de Munay Ki: El Rito del Profeta o del Vidente.

Qué hace este rito en nosotros?

Este Rito abre los Senderos de luz que conectan la corteza visual con el tercer ojo y el chacra del corazón.

Despertando en nosotros el Profeta interior con toda su capacidad de percibir al Espíritu y el mundo invisible de energía.

Estos filamentos luminosos que se instalan en nosotros, se extienden desde tu córtex visual en la parte de atrás de la cabeza hasta el chakras del tercer ojo y del corazón.

Esta practica despierta la habilidad de percibir al mundo invisible, un mundo carcado de energia que vibra armonicamente en el entorno.

**POR ÚLTIMO EL RITO DE LINAJE:
GUARDIÁN DE LA TIERRA.**

Este rito te conecta con un linaje de arcángeles quienes son guardianes de nuestra galaxia. Se dice que tiene forma humana y tan alto como los árboles.

Los Guardianes de la tierra, quienes velan por toda la vida en la Tierra, tienen la protección directa de estos arcángeles, y puedes acceder a su poder cuando lo necesites para traer sanación y equilibrio a cualquier situación.

El rito del Guardián de la Tierra te ayuda a aprender el camino del profeta, y hacer realidad el mundo que sueñas.

uinto es el Rito de

LINAJE:

GUARDIÁN DEL DÍA.

Los Guardianes de los Días fueron los
maestros de los antiguos altares de piedra descubiertos
en lugares sagrados en todo el mundo, desde Stonehenge
a Machu Picchu.

El Guardián del Día puede conectarse con el poder de
estos antiguos altares para sanar y traer el equilibrio al
mundo.

El rito es una transmisión energética que te conecta a
un linaje de Laicas del pasado. Según las enseñanzas,

los Guardianes de los Días llamaban al sol para que se levantara todas las mañanas, y que se pusiera cada noche; se ocupaban que los humanos estuvieran en armonía con la madre tierra, y que honrasen lo femenino.

Los Guardianes de los Días eran las parteras que atendían los nacimientos y los decesos; y también las curanderas.

Generalmente fueron mujeres, muy conocedoras de las formas femeninas de la tierra.

Esta iniciación empieza el proceso de sanación de tu femenino interior, y te ayuda traspasar el miedo y practicar la paz.

EL SEXTO ES EL RITO DE LINAJE: EL GUARDIÁN DE LA SABIDURÍA.

Los Guardianes de la Sabiduría son hombres y mujeres curanderos del pasado, quienes vencieron a la muerte y se liberaron del tiempo. La labor del Guardián de la Sabiduría es de proteger las enseñanzas sobre medicina, y compartir el conocimiento con otros cuando es apropiado. Este rito te ayuda a liberarte del tiempo, y saborear la infinidad.

EL OCTAVO RITO ES EL GUARDIÁN DE LAS ESTRELLAS.

Este rito te ancla con seguridad al tiempo después del gran cambio que se dice ocurrirá en o alrededor del año 2012. Se dice que cuando recibes este rito, tu cuerpo físico empieza a evolucionar en Homo luminous.

El proceso de envejecimiento se retraza, y resistes las enfermedades a las cuales eras vulnerable antes. Después de recibir ese rito, me di cuenta que ya no procesaba los eventos principalmente a nivel físico.

Al resfriarme, lo proceso a nivel energético y se pasa en dos días en vez de durar una semana o dos. Empecé a vivir, y a procesar los eventos que ocurren en mi vida a nivel Espíritu. Cuando recibes estos ritos, adquirís el derecho de cuidar el tiempo que viene y de futuras generaciones.

En el rito del Guardian de las Estrellas, es tratado desde la Fuente y transmitido desde cada uno
de los 7 chakras. No se utiliza la piedra Pi durante este rito.
1. Crea un ambiente bello y armonioso (velas, El iniciado se acuesta boca arriba.
3. Presente los Ritos del Guardian de las Estrellas: "Voy a entregarte los ritos del Guardian de las
Estrellas, uno de los ritos Munay-Ki más nuevos.
4. Estos ritos serán transmitidos a tu 7mo chakra,

ayudando a que tu cuerpo evolucione en el nuevo hombre "homo luminous", desacelerando el proceso de envejecimiento, reprogramando tu ADN volviéndote más resistente a las enfermedades.

Conectate con la Pachamama, con 2-3 respiraciones profundas.

5. Abra tu wiracochas.

6. Centra tu ser en el lugar sagrado. Llama a la Pachamama, llama a Apus. y llama a los ritos de los Guardianes de las Estrellas.

7. Pon tus dos manos en el corazón

NOVENO RITO EL CREADOR

EN ESTE NOVENO RITO DEL CREADOR, CONECTAMOS CON LA LUZ QUE HAY DENTRO DE CADA UNO. SE ILUMINA LA FUENTE INTERIOR PARA QUE PUEDAN COCREAR EN TU VIDA.

Se activa la consciencia pura en cada uno de manera inefable.

Este rito nunca estuvo en el planeta, aunque hubo personas que alcanzaron este nivel de iniciación

Solo ahora ha despertado la consciencia cristica y puede ser transmitido entre humanos.

Este rito del Creador fue un obsequi que nos hicieron los consejeros Inca en los andes, en el verano del 2006.

Cuando recibes esta iniciación, despiertas la Luz Divina dentro de ti, y el derecho de cuidar a toda la creación, desde el grano de arena más pequeño hasta el grupo más grande de galaxias en el universo.

Este rito nunca ha estado disponible antes en el planeta. Aunque hubo individuos quienes llegaron a este nivel de iniciación y despertaron su conciencia crística o búdica, nunca fue posible transmitirlo de una persona a otra, hasta hoy.

Mientras que en alguna oportunidad la transmisión Espíritu-ahumano sucedió, la transmisión humano-a-humano fue imposible hasta hoy.

Al iniciar a los otros con los ritos, necesitas seguir los siguientes procesos.
da paso se explica debajo del proceso:
1. Abrir el Espacio Sagrado.
2. Realizar el Rito a.
Sintonizar, b. Tramitir.
3. Cerrar el Espacio Sagrado.

Cuando abrimos el Espacio Sagrado, podemos hacerlo de dos formas diferentes:
Una como un espacio ambiental.

1. Abrir el Espacio Sagrado: Hay dos maneras de abrir el espacio sagrado:
Abrir el lugar físico donde se van a realizar los ritos (llamar a los 4 Vientos, 7 Direcciones.)
Colocamos Incienso, agua bendita, palo santo...

La otra apertura es Personal: abrimos el octavo Chakra o Wiracocha de la persona y conectamos con nuestra Fuente.
Si vas a realizar varios ritos durante un período de tiempo, puedes abrir el lugar ambiental antes del primer rito, y cerrarlo después del último rito.

La apertura personal se da directamente antes de cada rito, y se cierra al finalizar el rito.

Abriendo el Lugar Sagrado Personal (wiracocha) a. Antes de cada rito, abre tu propia wiracocha y luego abre la wiracocha del participante. b. Junta tus manos en oración a la altura de tu corazón. c. Alza tus manos por sobre la cabeza.

d. Abra tus brazos hasta sentir una esfera de energía encima de tu cabeza.

e. Gira las manos hacia fuera. f. Lleva las manos hacia la tierra. g. Cuando tus manos estén a los costados, júntalas y recorra hacia arriba el centro de tu cuerpo, atrayendo la energía hacia arriba a través de cada chakra, creando una forma torus, representativa del cuerpo energético luminoso a nuestro derredor
2. Realizando el rito designado.
3. Cerrando el Espacio Sagrado: Cerrando el Espacio Sagrado Personal (wiracocha)

a. Al concluir cada rito,cerramos el wiracocha del participante y luego el tuyo propio.

REALIZACIÓN DE CADA RITO.

FORMA DE PRESENTAR CADA RITO.

1. Podemos seguir un orden como aqui se nos indica o sentirnos libres para fluir.

Por ejemplo aqui tenemos el Rito del Sanador: que te conectará con el linaje de la sanación que te ayudará en tu transformación personal, y te ayudará a sanar las heridas de tu pasado y el de nuestros ancestros"

2. Abre wiracochas 3. Céntrate en el espacio sagrado.

4. Colócate detrás del iniciado y con tus manos sobre sus hombros, conéctate energéticamente con tu iniciado.

5. Llama a la Pachamama, llama a apus, llama al linaje sanador.

6. Párate delante del iniciado y abra sus manos como un cuenco.

7. Conduce a través de tu cuerpo la energía de Pachamama, apus y el linaje sanador.

8. Al sentir la catarata de energía, toma las manos del iniciado y sopla dos veces en cada mano. El primero despacio, el segundo es como el viento. 9. Cierra las manos y sopla dentro del espacio entre los pulgares.

10. Alza las manos a la posición de oración, frente a su corazón.

11. Cierra wiracochas.

12. Saluda.

Si Tienes La Piedra Pi, Puedes Utilizarla.

1. "Voy a compartir contigo las bandas de poder que reforzara tu campo energético luminoso y te protegerá de las energías negativas. Puedes mantener cerrados o abiertos tus ojos".

2. Ambos hagan una inspiración profunda.

3. Abre las wiracochas 4. Dibuja un círculo sobre la cabeza del iniciado con tu piedra Pi, e imagina una fuente de arco iris derramando desde el chakra de la corona.

5. Dibuja el camino del arco iris con la piedra Pi por la parte de atrás de la cabeza hasta la vértebra C7/T-1.

6. Visualiza hilos dorados u plateados mientras continúas dibujando por la columna, entre las piernas y hacia delante al 2do chakra.

7. Dibuja o entreteje una banda negra con la piedra Pi alrededor del cuerpo a la altura del 2do chakra, dibujando con la mano derecha hasta la espalda del iniciado, regresando al frente de la misma manera. Cambia de mano y dibuja con tu mano izquierda hacia la espalda del iniciado.

Rota la piedra Pi 180 grados para cerrar la banda y regresa al frente del iniciado. Esto conecta al iniciado a la Pachamama, el poder del elemento tierra que transforma la energía negativa en fertilizante para la Pachamama.

8. Entreteje una banda roja a la altura del 3er chakra de la misma forma. Esto conecta el iniciado con poder de la sangre roja del elemento agua de las montañas, que transforma la energía negativa regresándola a! flujo.

9. Entreteje una banda dorada a la altura del 4to chakra. Este conecta al iniciado con el poder del elemento

fuego y el sol dorado, que quema la energía negativa transmutándola.

10. Entreteje una banda plateada en el 5to chakra. Esto conecta al iniciado con el poder del elemento aire - "wyra"- que dispersa la energía negativa convirtiéndola en otra forma.

11. Entreteje una banda de luz blanca pura en el 6to chakra. Esto conecta al iniciado al poder de las estrellas, constelaciones, luna y pléyades, que trae las energía negativas a la luz.

Los iniciados se conectan con la serpiente, el jaguar/ puma, colibrí, águila/cóndor, Guardián del Mundo Inferior (nuestro inconsciente), el Guardián del Mundo Intermedio (nuestro mundo de vigilia), y el Protector del Mundo Superior (nuestra supraconsciencia).

Es importante que los iniciados hagan viajes para conectar con los Guardianes del Mundo Inferior y Superior. No se utiliza la piedra Pi durante este rito.

Estos solamente tendrían que darse a los iniciados quienes se comprometen a trabajar para hacer crecer las semillas. Estas semillas germinan con el fuego, y se tiene que hacer una cantidad de meditaciones con el fuego para despertarlos los y ayudarlos a crecer. Luego, ayudan a quemar los restos psíquicos que se acumula en los chakras, para que puedan brillar con su luz original mientras se adquiere un cuerpo de arco iris. Este rito ayuda a soltar el pasado como la serpiente se desprende de su piel.

Después de la transmisión de los ritos, el iniciado necesita conectar con cada arquetipo individualmente por un período de por lo menos 2 semanas cada uno. Para conectar, el iniciado abre un lugar sagrado con "fuego" (una vela) y llama al arquetipo.

Cada día durante 2 semanas, e! iniciado conecta con el Arquetipo, pide ser guiado y que compartan su sabiduría y dones.

Al terminar las 2 semanas, e! iniciado termina con el Arquetipo, y llama el próximo Arquetipo.

El proceso lleva un mínimo de 14 semanas. Si el iniciado no siente que haya conectado con un arquetipo, radiciones de los pueblos indígenas de los Andes y la selva amazónica, adaptadas para ser transmitidas en la cultura contemporánea. Estos rituales están diseñados para ayudar en la transformación y evolución espiritual de quienes los reciben.

TODOS NUESTROS ANCESTROS

Damos la gracia al padre cielo, abuela luna, hasta el reino estelar.
gran espíritu, usted que se hace llamar con mas de 100 nombres diferentes y el cual no se puede poner nombre.

Les agradecemos por reunirnos y por enseñarnos entonar la canción de la vida para poder llevar una vida más llena de luz y de amor cada día.

Al experimentar el Munay-Ki, sentirá la presencia y intuirá la sabiduría de estos seres luminosos quienes se han salido del tiempo lineal y ahora permanecen en el tiempo sagrado, en la infinidad, libres del alcance del karma y de la reencarnación.

BIBLIOGRAFIA

Investigación en internet

Documentación de Villoldo.

Talleres realizados de Munay ki.

Alberto Villoldo (www.munay-ki.org)

Segunda para de mi libro publicado

sobre Rituales ancestrales para tu camino.

Nicolas Pauccar y Miguel Valls.